APERÇU

SUR LES

ÉTABLISSEMENTS HOSPITALIERS

ET

D'ENSEIGNEMENT OPHTALMOLOGIQUE

EN ANGLETERRE

Rapport présenté à M. le Ministre de l'Intérieur

Par le Dr Louis VIGNES

CLERMONT (OISE)

IMPRIMERIE DAIX FRÈRES

3, PLACE SAINT-ANDRÉ, 3

1900

APERÇU

SUR LES

ÉTABLISSEMENTS HOSPITALIERS

ET

D'ENSEIGNEMENT OPHTALMOLOGIQUE

EN ANGLETERRE

Rapport présenté à M. le Ministre de l'Intérieur

Par le Dr Louis VIGNES

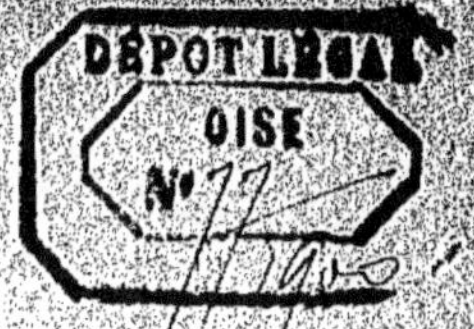

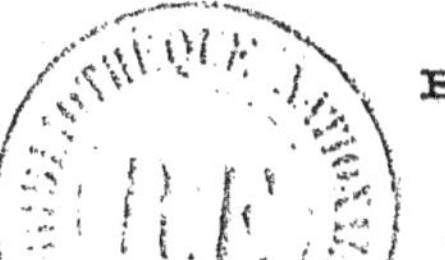

Les secours ophtalmologiques sont, dans toute l'étendue du Royaume-Uni, largement assurés aux nécessiteux. Toutes les villes, même celles de faible importance, possèdent soit des hôpitaux et dispensaires spéciaux, soit des départements d'oculistique dans les hôpitaux ou dispensaires généraux.

Nous ne pouvons donner ici une description complète des institutions charitables consacrées au traitement des maladies des yeux, par la raison qu'à notre grand regret, nous n'avons pas eu le loisir de les visiter toutes. Nous nous bornerons donc à énumérer ou à décrire brièvement, lorsque leur importance le justifiera, les services ophtalmologiques de Londres, Edimbourg et Glasgow.

Londres.

L'assistance ophtalmologique est puissamment et heureusement organisée à Londres.

Elle se compose :

1o D'hôpitaux consacrés spécialement au traitement des ophtalmiques résidant ou non dans l'établissement ;

2° De services spéciaux d'hospitalisation et de consultation ouverts dans les grands hôpitaux ;

3° De consultations dans plusieurs des grands dispensaires, dont la ville est si largement pourvue.

1° Hopitaux spéciaux.

Le *Central London ophtalmic hospital* est situé au nord-ouest de la Cité, près des vieilles Ecoles de droit. Il a été fondé en 1843 et possède 13 lits, dans lesquels 197 malades ont été hospitalisés en 1898. Dans cette même année 10.523 malades non hospitalisés (out-patients) y ont reçu les soins que comportait leur état.

Le *Royal Eye hospital*, fondé en 1857, Saint-Georges Circus, dans le Southwark (S. E.) sur la rive droite de la Tamise, possède 40 lits et 2 berceaux. En 1898 on y a soigné 450 malades internes et 1600 externes.

Le *Royal London ophtalmic hospital* (Moorfields) est l'hôpital pour les maladies des yeux le plus anciennement créé à Londres (1804). Situé dans la Cité (E. C.), à courte distance de Saint-Paul, près de Finsburg-Circus, dans Blomfield-Street, il possède 100 lits ; en 1898, 2227 malades internes et 25.713 consultants y ont reçu 101543 consultations.

Les constructions actuelles de Moorfields datent de 1820 ; augmentées en 1869 et en 1872, elles sont devenues insuffisantes pour le nombreux public qui y fréquente, aussi le comité directeur en a-t-il décidé la reconstruction complète sur des bases plus larges et plus conformes aux données actuelles de l'hygiène hospitalière. Les fondations ont été commencées, en mai 1897, dans City Road et le nouvel hôpital ouvrira incessamment ses portes aux malheureux.

Royal Westminster ophtalmic hospital, dans l'ouest (W.), King William Street, à deux pas du Strand, remonte à 1816. En 1898 on a hospitalisé 486 malades dans ses 35 lits et 10.360 externes y ont été suivis.

Western ophtalmic hospital (anno 1856) dans Marylbone Road (N. W.) possède 20 lits, qui ont logé 165 malades en 1898, tandis que 7.218 externes y étaient consultés.

En récapitulant les chiffres précédents, nous trouvons pour les hôpitaux spéciaux 220 lits, qui ont reçu 3482 malades internes sur un chiffre de 145.644 consultants.

2° Hopitaux généraux.

Mais ce n'est pas tout : on trouve, comme nous l'avons déjà dit, dans chaque grand hôpital un service spécialement consacré aux maladies des yeux.

Généralement il comprend, en outre des salles d'attente, d'examen et d'opérations, un dortoir réservé aux hommes et une autre pour les femmes.

Dans quelques hôpitaux, où il n'existe pas de salles spéciales, un certain nombre de lits sont mis à la disposition du chirurgien ophtalmologique, dans les services de chirurgie générale.

A Saint-Bartholomew's hospital, il y a 26 lits en deux salles ; le service est assuré par deux chirurgiens. On sait que Saint-Bartholomew's, situé dans l'É. C., est une importante Ecole médicale. Ses constructions sont vieilles et démodées, mais on y trouve un musée anatomique qui est fort intéressant.

En outre des dortoirs pour les opérés, et une salle d'opérations y attenante, le service ophtalmologique comprend encore, au rez-de-chaussée, des salles d'attente, d'examen et chambre noire.

A Saint-Thomas, le célèbre hôpital de la rive gauche de la Tamise, au bout du pont de Westminster, en face le palais du Parlement, nous trouvons, au rez-de-chaussée, salle d'attente, salle d'examen et chambre noire, salle d'opérations et 30 lits répartis en deux dortoirs réservés aux ophtalmiques.

Pour une Ecole aussi fréquentée que celle de Saint-Thomas, la salle d'opérations ophtalmologiques, qui sert aussi d'amphithéâtre pour les leçons, est un peu mesquine ; elle offre aussi ce désavantage de communiquer trop largement avec le laboratoire d'histologie y attenant.

A Saint-Georges, à l'angle de Hyde Park, 24 lits en deux dortoirs à portée de l'amphithéâtre. Les salles d'attente et d'examen situées en sous-sol laissent à désirer. Il n'existe pas de local spécial aux opérations ; celles-ci se pratiquent dans l'unique amphithéâtre que possède cet hôpital. Il est construit en briques émaillées avec joints vitrifiés, et est assurément le mieux de tous ceux de Londres ; il affecte la forme d'une vaste rotonde, au plafond en dôme, bien ajourée, munie d'étuves de stérilisation et flanquée de trois autres salles construites dans le même style ; là se pratiquent les chloroformisations et pansements, disposition qui permet d'économiser le temps de l'opérateur.

A Saint-Mary's hospital, salles d'attente, de réfraction, chambre noire dans les sous-sols, mais fort bien organisées et aseptiquement construites en briques émaillées. Pas d'amphithéâtre spécial ; celui qui est commun à tous les services de l'hôpital est fort vieillot et va être reconstruit. L'an passé, 3.266 malades sont venus y consulter, 300 ont été hospitalisés, dans les dix lits répartis en trois pièces.

Guy's hospital possède 36 lits et donne environ deux mille consultations externes par an.

King's College, Westminster Middlesex hospital, University college, London hospital, London School of medicine for Women, sont également munis de services, dont le roulement est égal ou supérieur à ceux que nous avons cités.

Mais n'insistons pas sur des chiffres qui rendraient encore plus pénible et plus fastidieuse la lecture de cette note, et faisons mention de l'hôpital et dispensaire Français. Là aussi, il existe un service de consultation externe. Il n'y a pas de lits spéciaux, mais les titulaires des salles de Chirurgie ou de médecine, lorsque besoin en est, en mettent obligeamment au service de l'ophtalmologiste.

Que nos excellents collègues et amis Juler, Critchett, Lang, Jessops, Griffith, etc., reçoivent ici nos remerciements pour tous les renseignements qu'ils nous ont si obligeamment fournis et l'amabilité avec laquelle ils nous ont ouvert leurs services hospitaliers.

L'impression primordiale que fait naître une visite à travers ces différentes institutions est, qu'une fois pénétrés de la nécessité de placer des services ophtalmologiques à la portée de chaque quartier, nos voisins avec un grand sens pratique se sont résolus à commencer comme ils le pourraient ; ils ont dû, tout d'abord, renoncer aux installations luxueuses, et se contenter de salles de consultations, quelquefois en sous-sol, de lits prêtés dans les dortoirs de chirurgie générale, ou d'user des salles de consultations et des amphithéâtres généraux aux heures auxquelles ceux-ci restaient inoccupés.

Du reste, il est à remarquer que les hôpitaux anglais ne possèdent pas autant d'amphithéâtres que les nôtres. Les choses ne s'en passent pas moins bien : la visite des chefs de services et leurs interventions en sont nécessairement échelonnées à différentes heures ; mais en retour, facilités, pour l'élève, de suivre plusieurs maîtres chaque jour et d'avoir ses moments judicieusement occupés.

Edimbourg et Glascow.

A Edimbourg, la Royal Infirmary, Hospital Church of Scotland, Royal Edimbourg hospital for Sick Children, Eye, Ear and Throat Infirmary et même le petit hôpital de Leith, port d'Edimbourg et siège de notre Consulat, possèdent un service d'hospitalisation pour les Ophtalmiques et des consultations pour les malades externes.

New-Town Dispensary, Provident dispensary, Western dispensary n'ont pas de lits d'hôpital et soignent uniquement les malades externes.

La Royal Infirmary d'Edimbourg est trop connue, pour que j'aie à en parler ici ; on sait qu'elle est construite dans un joli style architectural, et combien les salles des malades y sont propres, aérées et riantes.

Le service ophtalmologique, sous la direction de notre ami, le professeur Berry, se compose de salles de réfraction, d'opérations, de dortoirs vastes et bien aérés pour les hommes et pour les femmes. En 1898, on y a hospitalisé 2.227 malades, et 25.713 consultants ont reçu 101.543 consultations.

En cette même année, Eye Infirmary hospitalisait 25 malades et donnait 2.585 consultations ; la moyenne des autres services sus-énumérés est environ celle de Eye Infirmary.

La Royal Infirmary de Glasgow ne possédait pas de département d'oculistique. En 1898, celui-ci a été installé dans la clinique libre, située au n° 126 de West-Regent Street, fondée par Brown ; c'est un vaste immeuble, dont le rez-de-chaussée est affecté aux salles de réfraction, chambres noires, salle d'attente et pharmacie du dispensaire. Au premier, une salle d'opérations spacieuse bien aménagée, avec chambres isolées pour les opérés. Au deuxième, dortoirs et lits d'enfants.

En 1898, 12.530 consultants s'y sont présentés dont plus de 4.000 pour la première fois. 692 ont dû être hospitalisés. Le temps moyen d'hospitalisation s'est élevé à 15 jours, le nombre des opérations a été de 423.

Quatre-vingt-douze étudiants ont suivi les cours des semestres d'été et d'hiver.

Glasgow possède, en outre, le dispensaire de Victoria Infirmary à Queens Park.

Bellahoudton Dispensary dans Morisson Street, Glasgow Eye Infirmary, 174, Berkeley Street, sous la direction de Th. Reid, notre collègue à la Société française d'ophtalmologie (20.057 consultations en 1898) ; Royal hospital for sick children possèdent un département, avec lits. Enfin, à Western Infirmary, on est entrain d'organiser un service pour consultants et malades internes.

A Londres, comme au reste dans tout le Royaume-Uni, toute institution charitable est autonome.

Chacune a son budget propre ; il s'alimente exclusivement de donations, souscriptions volontaires et de quêtes faites dans les églises, et, à certains jours dans les rues de la ville. Des Dames, même celles de la plus haute aristocratie, tendent l'aumônière aux passants qui s'exécutent avec grâce. Les plus pauvres apportent leur obole, sachant qu'ils font un placement qui leur sera rendu avec usure aux jours de maladie.

Chaque Hôpital est placé sous la direction d'un comité subdivisé en sections de finances, d'affaires intérieures, d'architecture, de médecine, etc......... Les administrateurs se recrutent parmi les souscripteurs ; ils prennent à cœur leur tâche, procèdent avec stricte et intelligente économie. Leurs fonctions sont entièrement gratuites et c'est tout au plus si, à leurs côtés, se rencontrent quelques secrétaires salariés chargés sous leur contrôle de l'expédition de la besogne administrative.

Les comités laissent volontiers s'exercer, à l'intérieur, les bonnes volontés du dehors et acceptent toute aide charitable qui vient s'offrir au réconfort matériel ou moral des malades. Leur constante préoccupation est d'assurer aux hospitalisés un bien-être relatif et de leur rendre le séjour à l'hôpital aussi doux, aussi peu triste que possible.

Par contre, ils ne semblent pas sacrifier, aussi facilement qu'ailleurs, aux emballements de la mode. On ne les voit pas s'efforcer d'introniser, du jour au lendemain, dans tous les services des innovations coûteuses et souvent transitoires ; ils préfèrent des essais prudents et limités et modèrent les engouements irréfléchis, qui, sans avantages surabondamment démontrés, pourraient écorner leur budget.

C'est ainsi que dans le pays où les découvertes de notre grand Pasteur ont suscité les recherches et les applications pratiques de Lister, on n'a généralement pas exagéré le manuel antiseptique. Que de pansements onéreux n'ont eu d'autre avantage que d'enrichir ceux qui les ont fournis ! La chirurgie Anglaise obtenait déjà des résultats enviables à la période préantiseptique et cela grâce aux habitudes de stricte propreté des opérateurs : il est indéniable que le savon joue à lui seul un rôle souverain en chirurgie.

La bienfaisance anglaise est large, mais clairvoyante. Toute demande d'admission aux soins gratuits est l'objet d'enquêtes scrupuleuses. Partout il est inscrit que les faux pauvres, en réclamant la gratuité, commettent un blâmable abus de charité. Il serait désirable de nous astreindre à pareille règle, car notre *douce philanthropie* favorise par trop la supercherie. Ce serait chercher à entraver la diminution croissante de l'amour-propre de la population hospitalière et, du même coup, faire œuvre pieuse en épargnant le patrimoine des vrais pauvres.

Le corps médical hospitalier se recrute sans concours. Les chefs choisissent, parmi les meilleurs, leurs assistants ou leurs collègues, et les désignent au comité qui les investit. Les services sont peu chargés, chefs et assistants étant plus nombreux que chez nous. Les médecins ne s'éternisent pas dans leurs fonctions actives et sollicitent le titre de « Consultants » aussitôt que leurs occupations personnelles ne leur laissent pas le temps suffisant pour exercer dignement leurs fonctions hospitalières.

J'ai montré, dans les lignes précédentes, combien sont répandus les services ophtalmologiques de Londres. A Paris, à part celui de Lariboisière et le service de la Chaire d'enseignement de la Faculté, les hôpitaux sont dépourvus de quartiers d'oculistique.

Il y a environ huit ans, je priai monsieur le sénateur Strauss, alors membre de la 5ᵉ commission du Conseil municipal, de s'entremettre pour obtenir de l'administration l'ouverture de services ophtalmologiques dans tous les hôpitaux parisiens. L'honorable sénateur a appuyé, de toute son autorité, cette proposition qui éviterait des pertes de temps et de longs déplacements aux ophtalmiques indigents. Malgré son bon vouloir, les choses en sont encore au même point, bien que quelques notes parues dans la *Revue philanthropique* aient pu, il y a quelques mois, nous faire croire que le projet était sur le point d'aboutir.

Où réside la difficulté de cette création ? Serait-elle due à un errement de routine administrative où à la pénurie budgétaire ? Cette dernière raison ne me semble pas insurmontable, si surtout on veut agir pratiquement.

Quel inconvénient y aurait-il à laisser les ophtalmologistes prendre, l'après-midi, possession des salles de consultation et des amphithéâtres occupés le matin par les chirurgiens ; de mettre enfin dans les salles de chirurgie quelques lits à leur disposition.

Quant aux frais des premières installations, je suis persuadé qu'au besoin les ophtalmologistes parisiens s'en chargeraient volontiers. Leurs cliniques n'ont-elles pas jusqu'alors — sans grever le contribuable — suppléé à l'insuffisance hospitalière ?

Tous les services ophtalmologiques du Royaume-Uni dont mention est faite dans cette note, sont, à la fois, établissements de bienfaisance et d'éducation médicale. A la plupart sont annexés des laboratoires d'étude ; qu'on ne s'attende pas à rencontrer des installations grandioses, mais vides d'élèves. Le côté pratique l'a emporté sur la manie architecturale. Je ne crains pas de répéter qu'on avait besoin de s'installer et qu'au lieu de rester dans une attente stérile, on y a procédé comme l'on a pu, parfois fort sommairement, j'en conviens, mais partout utilement.

Quoi qu'il en soit, cours et laboratoires sont peuplés parce que les étudiants anglais sont astreints à un stage pratique et théorique d'une durée respective de trois mois. En Irlande, ils doivent même subir un examen probatoire spécial.

Cette mesure s'impose chez nous : les résultats acquis démontrent l'importance sociale de l'oculistique. Quant à la science ophtalmologique, la précision de ses méthodes d'investigation, la sûreté de ses procédés, lui donnent droit spécial dans l'enseignement médical. Mais cet enseignement doit être, comme celui de toutes les branches de notre art, essentiellement pratique ; il faut mettre des malades aux mains de l'étudiant, l'astreindre à un stage clinique et à un examen. En faisant cela, on rendrait un réel service à nos futurs praticiens et un non moindre à leurs patients ; de plus, on retiendrait peut-être quelques-uns des nombreux étudiants étrangers, nos clients d'antan, qui si facilement aujourd'hui s'adressent chez nos voisins : j'ai eu la tristesse de le constater dans les congrès internationaux de Berlin, Rome et Moscou, auxquels le Ministère de l'Instruction Publique a bien voulu me déléguer.

En Angleterre l'enseignement ophtalmologique est comme celui de toutes les autres branches des sciences médicales soumis à redevance de la part de l'étudiant envers les professeurs.

Londres possède, comme Paris, une société d'ophtalmologie. Le mouvement scientifique y est intense, les communications nombreuses et travaillées, les présentations de malades fréquentes, ainsi que nous avons pu nous en assurer dans les séances auxquelles nos collègues nous ont fait l'honneur de nous convier.

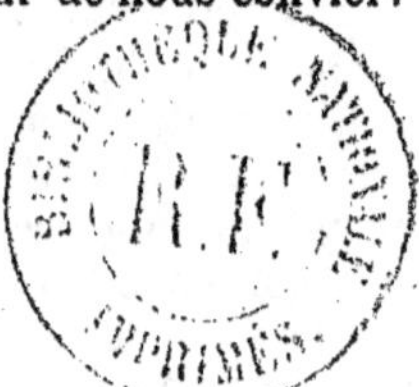